WIE MAN AKNE FÜR IMMER BESEITIGT

BEKÄMPFUNG VON PICKELN IM GESICHT BEI FRAUEN UND MÄNNERN, ENDGÜLTIGE BEHANDLUNG VON JUGENDLICHEN

HAUSMITTEL ZUR VORBEUGUNG VON AKNE UND MITESSERN

Jessy M. Brown

Inhaltsverzeichnis

Einführung

Sie haben unzählige Abendinfomercials
gesehen, die sofortige Heilung zu Ihren
Akneproblemen versprechen... vor und
nach Fotos, die schockierende Resultate
von denen zeigen, die einen Sprung des
Glaubens genommen und ihre
Kreditkartennummer für einen anderen
Versuch übergeben haben, die Akne für
immer erfolgreich aus ihrem Leben zu
entfernen.......

Das Problem ist, dass Sie all diese Mittel,
Sofortheilungen, Lösungen, Behandlungen
und Cremes ausprobiert haben. Sie sind
durch Ringer gegangen, der ein kleines
Vermögen für Akne-Medikamente allein
ausgibt, um sich verwirrt und frustriert zu
finden, warum Sie nicht in der Lage
gewesen sind, die gleichen Ergebnisse zu
erleben, die jeder behauptet zu haben.

Als jemand, der seit vielen Jahren unter schwerer Akne leidet, freue ich mich, Ihnen mitteilen zu können, dass Ihr ständiges Leiden an Akne bald zu Ende geht, für immer.

Durch Jahre des Versuchs und des Irrtums, der Versuche, der Ausgabe Tausenden Dollar auf Behandlungen und des Beschäftigens fortgeschrittene Gesundheitsexperten und erfahrene Dermatologen, eroberte ich schließlich meinen Akne-Dämon.

Obgleich es viele Jahre dauerte, bevor ich entdeckte, dass die meisten der in hohem Grade geförderten Behandlungen und Lösungen für die von uns, die unter Akne leiden, unsere Akne verstärken und übermäßige Ausbrüche verursachen können, nahm es mich sogar länger, bevor ich den Punkt in meinem Leben erreichte, als Akne eine Sache der Vergangenheit war.

Hätte ich von den Strategien gewusst, die du gleich entdecken wirst, hätte ich mir Jahre von Schmerz und Angst erspart.

Die High School hätte eine Bombe sein können und ich hätte den Mut gehabt, das Mädchen zum Abschlussball einzuladen. Im College bin ich vielleicht der Fußballmannschaft beigetreten, und im Alter von 20 Jahren waren Vorstellungsgespräche und Profilfotos viel einfacher zu handhaben.

Akne zerstörte fast mein Leben, und nach so vielen Jahren als pharmazeutisches Meerschweinchen, und nachdem ich mehr Geld ausgegeben hatte, als ich für Lösungen und Behandlungen zugeben möchte, nur um genau dort zu enden, wo

ich anfing, entschied ich mich, die Wände
der Geheimhaltung niederzureißen und die
Lügen und Mythen zu zerstören, die
jeden, der sich mit Akne beschäftigt,
quälen und verfolgen.

Ich verbrachte Monate damit, meine
gesamte Strategie innerhalb dieses ebook
zusammenzustellen, damit Leute gerade
wie Sie, die unnötig leiden, anfangen
können, die Qualität ihres Lebens zu
verbessern, indem sie ein dauerhaftes
Ende zu ihrem Aknealptraum setzen.

Und das ist genau das, was es ist, nicht
wahr? Ein Albtraum.

   Akne nimmt eine unglaubliche Abgabe
auf unseren Verstand und Körper. Nicht
nur ist es ein kosmetisches Problem, Akne
ist oft verantwortlich für schlaflose
Nächte, unglaubliche Schmerzen und
Verlust von Vertrauen und
Selbstwertgefühl.

Sogar der größte soziale Schmetterling wird sich schließlich unter der Kraft der Akne im hinteren Teil des Raumes verstecken und vermeiden, fotografiert zu werden, da er ständig Angst davor hat, bemerkt zu werden.

Heute endet alles. Während diese Hauptbehandlungen und Heilmittel einige Zeit dauern, um zu arbeiten, wenn Sie Maßnahmen ergreifen und den Informationen folgen, die in diesem Buch enthalten sind, sind Sie in der Lage, **die Akne von Ihrem Leben** zu steuern und **schließlich zu beseitigen, dauerhaft**.

Also, trinken Sie einen Drink, schalten Sie den Fernseher aus und bereiten Sie sich auf ein Abenteuer vor, das die Augen öffnet, in den verschiedenen Methoden, um die Kontrolle über Ihr Leben zurückzugewinnen und Ihre Akne ein für allemal zu besiegen.

Lasst uns anfangen!

Die Wahrheit über Akne

Es gibt so viele Missverständnisse über genau das, was Akne verursacht und warum bestimmte Leute darunter leiden, während andere ein Leben ohne Schönheitsfehler führen und nie den Schmerz der übermäßigen Akne erleben müssen.

Mit diesen Mythen und lächerlichen Vorstellungen kommt eine weitere Reihe von Problemen. Leute, die unter Akne leiden, sind so verzweifelt, um sie loszuwerden, dass sie alle Arten von verschiedenen Ansätzen versuchen, von der Änderung ihrer Diät bis hin zur übermäßigen Bräune, die glaubt, dass sie Akne dauerhaft minimieren wird.

Diese Methoden können zu Ihren Versuchen, Ihre Akne zu steuern, schädlich sein oben beenden, und in vielen Fällen können Ihre Akne verstärken und sie schlechter bilden. In einigen Fällen können diese "Sofortheilmittel" zu dauerhaften Narbenbildung führen.

Also, worum geht es bei Akne wirklich?

Zuerst mit, egal was Sie gehört haben, ist Akne nicht eine Drohung zum Leben und niemand ist überhaupt an der Akne selbst gestorben. Klinisch wird Akne als durch ein hormonelles Ungleichgewicht verursacht, klinisch geprägt als"chronische Entzündung" oder"systemische Entzündung" beschrieben.

Bei chronischen Entzündungen ist die schlechte Verdauung der Hauptgrund, begleitet von einer schlechten Ernährung.

Eine weitere Hauptursache für Akne ist, wenn die Poren Ihres Körpers verstopft werden, typischerweise Ihr Gesicht, Hals,

Oberkörper, Rücken und sogar Brust.

Wenn es um verschiedene Arten von Akne geht, gibt es fünf individuelle Kategorien, die auf Schweregrad und Hautschäden durch Akne basieren, einschließlich:

- **Komedonen**
- **Paprika**
- **Pustularknoten**
- **Zyste**

Akne-Symptome, wie Mitesser und Mitesser, gehören zur Komedokategorie, und Zysten werden als zur Kategorie der Knoten gehörig eingestuft.

Ein weiteres Wort für Akne ist "Acne Vulgaris", eine Form der Akne, die häufig in der Pubertät auftritt.

Sie betrifft vor allem Rücken, Gesicht und Brust. Akne vulgaris betrifft sowohl Jungen als auch jugendliche Mädchen. Fast 30-40% der jugendlichen Jungen sind im Alter zwischen 18 und 19 Jahren betroffen. Mädchen sind in der Regel im Alter zwischen 16 und 18 Jahren betroffen.

Dieses ist, wie Akne durch bestimmte Gruppen gekennzeichnet wird, die die Schwierigkeit Ihrer Akne feststellen können:

Schwarze Köpfe

Sie leiden unter Mitessern, wenn Ihre Poren teilweise blockiert sind, so dass einige Bakterien, abgestorbene Hautzellen und Talg entweichen und an die Oberfläche Ihrer Haut abfließen können.

Die dunkle Farbe, die mit Mitessern kommt, ist kein Schmutz, so dass das ständige Waschen des Gesichts nicht verhindert, dass Mitesser erscheinen. Mitesser sind fester und brauchen oft ein paar Tage bis zu einer Woche, um zu verschwinden.

Weiße Köpfe

Sie werden sehen, dass weiße Köpfe erscheinen, wenn eine Pore vollständig blockiert ist, das Gegenteil von einem schwarzen Kopf.

Bei weißen Köpfen neigen sie dazu, nur eine kurze Zeit zu halten und sind das Ergebnis von Talg, Bakterien und abgestorbenen Hautzellen, die unter der Hautoberfläche eingeschlossen sind.

Papeln:

sind rote, schmerzhafte Unebenheiten, die geschwollen sind und keinen Kopf enthalten.

Pusteln

Eine Pustula ist das, was wir gemeinhin als "Getreide" bezeichnen. Sie ähneln sehr stark einem weißen Kopf, sind aber immer entzündet und enthalten eine weiße oder gelbe Mitte.

Knötchen: Die Knötchen

Sie sind größere Flecken, die monatelang halten können und schwer zu behandeln sind, weil sie so schmerzhaft sein können. Knötchen sind verhärtete Klumpen unter der
Hautoberfläche, bei Knötchen ist

Narbenbildung recht häufig.

Wenn Sie denken, dass Sie Knötchen haben, drücken Sie sie bitte nicht zusammen, da dies zu schweren Verletzungen Ihrer Haut, der Ausbreitung der Knötchen und einer verlängerten Lebensdauer führen kann.

Versuchen Sie nicht, die Knötchen selbst zu behandeln, sondern vereinbaren Sie einen Termin mit Ihrem Hautarzt, da die Knötchen mit rezeptfreien Medikamenten oder Hausmitteln nur schwer zu kontrollieren sind.

Zysten

Wie eine Knolle können Zysten groß und hart sein; tatsächlich fühlen sich einige Zysten wie runde Kugeln in der Haut an.

Sie sind auch sehr schmerzhaft und mit Flüssigkeit gefüllt. **Drücken oder versuchen Sie nicht, eine Zyste zu brechen, da** sie Bakterien und Infektionen tiefer in Ihre Haut drücken kann.

Abgesehen von den allgemeinen Formen der Akne, die viele von uns von Zeit zu Zeit in unserem Leben erlebt haben, gibt es vier Arten von Akne, die als schwerer und sollte von einem Arzt behandelt werden.

Akne Conglobata

Dies ist die schwerste Form der Akne, die in der Regel durch das große Auftreten zahlreicher Knoten gekennzeichnet ist, die oft verbunden, miteinander verbunden und mit einer großen Anzahl von

Mitessern versehen sind. Da diese
Läsionen ulzeriert werden können, können
sie zu Verunstaltungen und starken
Narbenbildung auf der Hautoberfläche
führen.

Conglobata wird normalerweise auf dem
Gesicht, dem Rücken, der Brust, den
Oberarmen und den Oberschenkeln
gefunden.

Akne conglobata betrifft in der Regel
Menschen im Alter zwischen 18 und 30
Jahren und ist häufiger bei Männern.

Es sollte auch beachtet werden, dass
Akne Conglobata für viele Jahre aktiv
bleiben könnte und inaktiv bleiben könnte,
bis etwas passiert, das Akne wieder an die
Oberfläche bringt. Die Ursache der Akne
conglobata ist zu diesem Zeitpunkt
unbekannt.

Akne-Fulminanten

Diese Art von schwerer Akne ist eigentlich ein abrupter Beginn von Akne conglobata, die typischerweise junge Männer befällt.

Die Symptome einer schweren, oft ulzerösen, *nodulozystischen* Akne sind leicht erkennbar. Wie in normalen Fällen der angeborenen Akne bedecken die Läsionen große Teile der Extremitäten und der Gesichtsregion, einschließlich entstellender Narben, die sich schließlich entwickeln können.

Jedoch was fulminante Akne einzigartig bildet, ist, dass es auch Symptome des Fiebers, der gemeinsamen Schmerz, besonders in den Knien und in den Hüften einschließt, und unterschiedliche Grade des Gewichtverlustes abhängig von der Einzelperson.

Follikulitis Gram negativ

Gramnegative Follikulitis ist eine Form der extremen Akne, die durch eine Entzündung der Follikel verursacht wird, die durch eine bakterielle Infektion verursacht wird:

Diese Erkrankung ist durch **Pusteln und Zysten** gekennzeichnet.

Es wurde in einigen Fällen festgestellt, dass seine Entwicklung durch eine Komplikation verursacht wird, die sich aus einer langfristigen antibiotischen Behandlung der Akne vulgaris ergibt.

Der Grund, warum diese Form der Akne als "gramnegativ" bezeichnet wird, liegt darin, dass es sich bei Gramm um eine Art Blaufäule handelt, die für Laboruntersuchungen an mikroskopischen Organismen verwendet wird. Bakterien, die nicht blau färben, werden als "gramnegativ" bezeichnet.

Wie andere Formen der extremen oder schweren Akne ist auch die gramnegative Follikulitis eine seltene Erkrankung, und wir wissen nicht, ob sie bei Männern oder Frauen häufiger auftritt, wie sie in beiden dokumentiert ist.

Pioderma Gesichtsbehandlung

Diese Art der schweren Akne betrifft nur Frauen, in der Regel im Alter zwischen 20 und 40 Jahren.

Es ist gekennzeichnet durch große schmerzhafte Knötchen, Pusteln und Wunden, die Narben hinterlassen können.

Mit abrupter Formation kann Gesichtspyodermie auf der Haut einer Frau auftreten, die noch nie Akne hatte.

Im Allgemeinen wird diese Art der extremen Akne auf das Gesicht begrenzt, und obgleich sie nicht mehr als ein Jahr dauert, kann sie sehr viel Schaden in einer sehr kurzen Zeit verursachen.

Keloid ist eine narbenartige Akne, die sowohl bei Männern als auch bei Frauen auftreten kann, jedoch häufiger bei Männern.

Keloid betrifft häufig den Halsbereich. Wenn geschwollene Papeln und Pusteln zu größeren Zysten und Knötchen werden, wird die Haut sehr fettig und verursacht atrophische und keloide Narben an Hals, Schultern und Oberkörper.

Andere Arten von Akne beinhalten:

- Akne Rosacea - Am häufigsten bei älteren Menschen und gekennzeichnet durch rote Ausschläge an Kinn, Nase, Wange und Stirn.

- Akne Conglobata - Dies ist eine hoch entzündliche Erkrankung mit Komedonen, Knötchen, Abszessen und drainierenden Nebenhöhlen.

- Akne Fulminans - ist eine schwere Form der Hautkrankheit, Akne, die nach einer erfolglosen Behandlung für eine andere Form der Akne wie Akne conglobata auftreten kann.

Akne tritt normalerweise während der Adoleszenz einer Person auf, jedoch sind Erwachsene nicht immun gegen Akne, und viele von uns, die sie nicht behandeln, können am Ende ihr ganzes Leben lang leiden.

Präparierte Akne: Die Ursachen

Trotz umfangreicher Forschung über die Ursachen der Akne und warum bestimmte Leute ständig leiden, während andere nie einen einzelnen Akneangriff erfahren, ist es nie wissenschaftlich nachgewiesen worden hinsichtlich der genauen Ursache der Akne.

Jedoch gibt es beitragende Faktoren, die häufig mit denen verbunden sind, die Akne haben und die, die nicht tun, einschließlich:

Pubertät

Jugendliche und Pickel scheinen immer Hand in Hand zu gehen, und es ist eine Zeit in unserem Leben, in der selbst diejenigen von uns, die noch nie zuvor (oder danach) an Akne gelitten haben, die Symptome der Ausbrüche erlebt haben.

Tatsächlich haben Studien ergeben, dass mehr als 94% der Gesamtbevölkerung im Alter von 12 bis 24 Jahren irgendwann einmal an Akne gelitten haben.

Der Grund, warum Akne unter Jugendlichen so verbreitet ist, basiert auf dem Hormon Androgene, die beginnen zu wirken, während wir uns der Pubertät nähern.

Androgene können dazu führen, dass sich Haarfollikel und Hautporen vergrößern und extrem fettig werden, und wenn sich Öl mit Hautzellen vermischt, kann es dazu führen, dass unsere Poren blockiert werden, was zu vorübergehenden Ausbrüchen von Akne führt.

Ihre Hormone

Hormone scheinen, eine wichtige Rolle in der Ursache der Akne zu spielen, und sind durchweg mit der Ursache der schweren Akne in den Jugendlichen und in den Erwachsenen verbunden worden.

Es ist eine Familiensache.

Es wurde gesagt, dass, obwohl Akne nicht direkt erblich ist, wenn Ihre Eltern an schwerer Akne litten, Sie viel anfälliger für Akne selbst sind. Wissenschaftler studieren noch die Verbindungen zwischen Kindern mit Akne und Eltern und es gibt keinen konkreten Beweis für eine direkte Verbindung, die zu diesem Zeitpunkt verfügbar ist.

Deine Rezepte

Abhängig von der Art der Medikation, die Sie nehmen, sind bestimmte verschreibungspflichtige Medikamente bekannt, um eine Zunahme der Akne zu verursachen, besonders Antidepressiva und Anti-Angst-Medikamente, sowie spezifische Arten von Steroiden, Barbituraten und Lithium.

Wenn Sie irgendein Medikament nehmen und denken, dass es Ihre Akne veranlasst, schlechter zu werden, kontaktieren Sie Ihren Arzt und besprechen Sie alternative Optionen, die auf dem Rezept basieren, das Sie nehmen können, um zu verhindern, dass Ihre Akne schlechter wird.

Hören Sie nicht auf, Ihr Medikament zu nehmen, bis Sie mit Ihrem Hausarzt gesprochen haben.

Unsere Umwelt

Wenn Sie an Ihrem Arbeitsplatz oder sogar zu Hause mit duftenden Reinigern, Lufterfrischern oder Reinigungsmitteln Chemikalien ausgesetzt waren, können Sie feststellen, dass Ihre aktuelle Akne vorübergehend gereizt werden kann.

Fallstudien wurden auch dort durchgeführt, wo Menschen ohne Vorgeschichte von Akne anfingen, extreme Ausbrüche zu erleben, nachdem sie kontinuierlichen chemischen Reinigungsmitteln ausgesetzt waren, besonders wenn sie ohne Handschuhe gereinigt werden.

"Akne "Natürliche Heilmittel

Natürliche, ganzheitliche oder häusliche Heilmittel können eine kostengünstige Möglichkeit sein, Akne zu bekämpfen.

Natürliche und pflanzliche Heilmittel werden aus dem Leben lebender Pflanzen gewonnen. Wenn jeder von Ihnen ein Vitaminpräparat eingenommen hat, haben Sie vielleicht den Geschmack kurz vor dem Schlucken bemerkt, es schmeckt nach Bodenpflanzen, Blättern usw., das liegt daran. Es werden keine Chemikalien verwendet.

Natürliche pflanzliche Heilmittel verändern nicht den Hormonhaushalt, verändern den chemischen Spiegel im Gehirn oder täuschen den Körper.

Warum ist das so? Da Kräuter bestimmte Eigenschaften haben, sollen sie die Funktionen des Körpers regulieren, um Heilung und Gesundheit zu fördern.

Sie sind nicht synthetisch oder künstlich hergestellt, sie sind einfach von der Erde und sie sind hier, um uns bei den Problemen zu helfen, mit denen wir konfrontiert sind. Kräuterergänzungen sind eine gesunde Alternative zu verschreibungspflichtigen Medikamenten.

Einige der Naturheilmittel sind unten aufgeführt.

➢ Getränke, die reich an Antioxidantien und Vitamin C und/oder E sind, können helfen, die

Haut zu erfrischen und zu verjüngen.

> Lebensmittel, die reich an Vitamin E sind, können aknebedingte Narben reduzieren.

> *Teebaumöl ist ein beliebtes Hausmittel gegen Akne. Es ist ein ätherisches Öl, das verdünnt und topisch über Akne-Läsionen angewendet wird. Weil Teebaumöl Bakterien abtöten kann, wird angenommen, dass die Anwendung von topischem Teebaumöl auf Akne-Läsionen die Bakterien tötet, die Akne verursachen.

Darüber hinaus gibt es bestimmte Kräuter, die verdaut werden können, die chronische entzündliche Probleme, insbesondere im Zusammenhang mit der

Haut, wie Akne, lindern können.

Zu diesen Kräutern gehören Klette, Klingen, Rotklee, Feigenbaum, Pica-Wurzel, Sonnenhut und blaue Flagge. Eine tolle Kombination ist die blaue Flagge, die Klette, das gelbe Dock und die Sonnenhut. Diese können miteinander vermischt und mit heißem Wasser zu einem Tee aufgegossen werden.

Trink eine Tasse davon dreimal täglich. Du kannst etwas Honig darauf geben, damit es besser schmeckt.

Bei der Erforschung von rezeptfreien Optionen sollten Sie sich immer auf Medikamente oder Salben mit einem Gehalt von **5 Prozent Benzoylperoxid** konzentrieren.

Wenden Sie dies täglich vor dem Schlafengehen auf die Problemzonen an.

Benzoyl hilft bei offenen Wunden und Pickeln, löst Mitesser und beseitigt Bakterien, die häufig in den Hautporen vorkommen. Sie sollten nur eine kleine Menge benötigen, nur eine Fingerspitzenmessung genügt.

Benzoylperoxid tötet effektiv Bakterien, trocknet die Haut und fördert das erneute Wachstum neuer Zellen.

Sie können niedrigere Dosen ohne Rezept kaufen, aber stärkere Formen erfordern ein Rezept.

"Hier sind einige meiner Lieblings-Hausmittel zur sofortigen Behandlung von Akne:"

Warme und kalte Kompressen

Dies ist eines der beliebtesten Hausmittel und sehr einfach zu probieren. Alles, was Sie tun müssen, ist, ein Handtuch zu befeuchten und es gegen den Bereich Ihres Körpers zu drücken, der Akne hat, egal ob es Ihr Gesicht, Ihre Brust oder Ihr Rücken ist.

Dieses verringert Schwellung und beseitigt sofort verstopfte Poren, die einer der Hauptschuldigen ist, wenn es Akne verursacht.

Natürlicher Fruchtsaft

Eine einfache, aber effektive Strategie ist die Verwendung von natürlichen Fruchtsäften als Mittel zur Linderung von äußeren Zysten und schmerzhaften

Mitessern.

Sie verwenden diese Säfte als topische Anwendung, indem Sie ein wenig Gurke oder Zitrussaft mit etwas Mandelöl rühren.

Einmal gemischt, auf den gesamten Bereich, in dem Akne existiert, auftragen und 15 Minuten einwirken lassen. Mit warmem Wasser abspülen und trocken tupfen.

Mandelöl und andere natürliche Substanzen wie es, sind einfache Mittel, die helfen, Akne zu beseitigen, wenn sie regelmäßig angewendet werden.

Tun Sie dies 2-3 mal pro Woche.

Sie können Gurkensaft auch durch Aprikosen- oder Zitronensaft ersetzen, sofern er natürlich ist und keine Süßstoffe oder Zucker enthält.

Fenugreeks Blatthilfsmittel

Anstatt Akne zu heilen, helfen Bockshornkleeblätter zu verhindern, dass Akne zurückkommt, sobald Sie sie unter Kontrolle haben. Einfach die Blätter in einer kleinen Schüssel mahlen und Wasser zu einer Paste hinzufügen.

Tragen Sie diese wie eine Maske auf Ihr Gesicht auf und lassen Sie sie über Nacht einwirken. Verwenden Sie unbedingt einen alten Kissenbezug, da er leichte Flecken hinterlassen kann.

Honigmaske

Honig enthält natürliche antibakterielle Eigenschaften und wird häufig als Maske

in Spas und Heimbehandlungen
verwendet. Diese Masken sind preiswert
und können in Ihrer Apotheke gekauft
werden.

Tragen Sie die Maske ein- bis zweimal
pro Woche auf und genießen Sie die
Ergebnisse. Es funktioniert
außergewöhnlich gut!

Behandlung mit weißem Essig

Nochmals, dies ist eine topische
Behandlung, die Wunder wirkt. Mit einem
Wattebausch in weißem Essig einweichen
und auf die infizierte Stelle auftragen, 5
bis 15 Minuten einwirken lassen.

Mit kaltem Wasser abspülen. Wenn der
Essig zu stark erscheint, mit 1/3 Tasse
Wasser verdünnen und auftragen.

Haferflockenmaske

Einfach eine kleine Menge Haferflocken kochen und auf das Gesicht auftragen. Lassen Sie diese Mischung 15 Minuten lang auf Ihr Gesicht auftragen, bevor Sie sie ausspülen.

Hafer wirkt als natürliches Peeling und sorgt für sofortige Linderung. Versuchen Sie, diese Methode mindestens zweimal pro Woche zu integrieren, da sie sehr wenig Zeit und Aufwand erfordert und hervorragende Ergebnisse liefert.

Hefelösung

Mische 1 Esslöffel trockene oder frische Hefe mit 2 Esslöffeln Zitronensaft; auf das

Gesicht auftragen, warten, bis es ausgehärtet ist (versuchen Sie nicht zu bewegen), schälen oder mit lauwarmem Wasser waschen.

Lorbeer-Heilmittel

Lorbeerblätter mahlen und in warmem Wasser blanchieren, abkühlen lassen und auf das Gesicht auftragen. Nach zehn Minuten abspülen.

Salatlösung

Saubere, saubere, gespülte Salatblätter in Wasser einweichen. Spülen Sie Ihr Gesicht mit Wasser.

Teebeutel-Kur

Mische 2-3 Teebeutel mit etwas Basilikum und koche in kochendem Wasser 10-20 Minuten. Dann über die Akne mit einem sauberen Wattebausch auftragen.

Die oben aufgeführten Hausmittel sind solche, die im Laufe der Jahre erfolgreich angewendet wurden.

Persönlich habe ich die Honigmaske gefunden, um Wunder zu tun, und die Hafermehl-Maskenformel hat mir geholfen, meine Akne unter Kontrolle zu halten, ohne die Notwendigkeit teurer Behandlungen durch Dritte.

Akne-Behandlung

Da sich die Hautzustände in so vielerlei Hinsicht unterscheiden (fettige, normale, trockene oder Mischhaut), gibt es keine Einheitsaknekur.

Vor kurzem hat die FDA die Verwendung eines Gels namens Epiduo für Akne-Patienten über 12 Jahren genehmigt.

Epiduo ist eine Kombination aus zwei Aknebehandlungen, die im Laufe der Zeit getestet wurden. 2,5% Benzoylperoxid und 0,1% Adapalen in Epiduo werden generisch verkauft und sind als Differin bekannt.

Die Hersteller von Epiduo, Galderma, hatten in einer aktuellen Pressemitteilung erklärt, dass das Epiduo-Gel zum ersten

Mal in der Lage war, beides zu
kombinieren, und dass es Anfang 2009
auf den Markt kommen würde.

Mehrere andere rezeptfreie
Medikamente wie Stri-dex, Clearsil,
Clearstick und Oxy Night Watch enthalten
eine Schlüsselkomponente zur
Bekämpfung von Akne: Salicylsäure.

Wenn die Akne sehr schwer ist und eine
Zyste gebildet hat, die andere
Medikamente immun macht, dann kann
ein starkes Retinoid namens Isotretinoin
oral verwendet werden.

Orale Antibiotika wurden auch häufig
verwendet, um Akneausbrüche in Schach
zu halten. Antibiotika helfen,
Entzündungen mit hohen Anfangsdosen zu
reduzieren, die dann schrittweise reduziert
werden. Aber wenn die Akne im Laufe der

Zeit gegen das Antibiotikum resistent wird, kann sie nicht kontrolliert werden.

In den Vereinigten Staaten wurden viele Breitbandantibiotika zur Behandlung von Akne eingesetzt.

Ein Besuch bei einem Dermatologen für eine detaillierte Untersuchung ist der beste Weg, um herauszufinden, welche Behandlung für Sie geeignet ist.

Ihr Dermatologe wird in der Lage sein, die beste Behandlung für Sie zu bestimmen, abhängig von Ihrem Aknezustand und Ihrem persönlichen Hauttyp.

Skandalöse (aber wirksame) Hausmittel

Wenn Sie bereit sind, auf der wilden Seite zu gehen und die merkwürdigen, neugierigen Blicke von Freunden und Familienmitgliedern zu riskieren, die Sie auf der Stelle fangen konnten, sind hier meine Lieblings-Hausaknemedikamente ;)

HINWEIS: Alle diese Mittel sind absolut sicher.

Zahnpasta-Lösung

Als ich zum ersten Mal von diesem Hausmittel hörte, werde ich ehrlich sein, ich dachte, es gäbe keine Möglichkeit, dass das funktionieren würde. Da ich jedoch nichts zu verlieren hatte, beschloss ich, es zu versuchen und war sehr glücklich.

Es funktioniert nicht nur außergewöhnlich gut, sondern dauert auch nur wenige Sekunden.

Alles, was Sie brauchen, ist ein Hauch von Ihrer Lieblings-Zahnpasta.

Tragen Sie eine kleine Menge auf Ihre Akne-Verunstaltungen, Wunden und Pickel auf und lassen Sie sie über Nacht trocknen. (Verwenden Sie unbedingt einen alten Kissenbezug).

Sie können die Zahnpasta auch durch Natron und Wasser ersetzen.

Morgens ausspülen und fertig. Tue dies 2-3 mal pro Woche bei schmerzhaftem Aufflackern.

Aspirin Maske

Dermatologen haben Aspirin als Mittel zur Entwicklung einer Maske zur Bekämpfung von Akne zugelassen. Dies ist eine sichere und effektive Methode und hat nicht nur das Potenzial, Akne zu lindern, sondern kann auch helfen, bestehende Narben zu minimieren!

Hier ist, wie Sie Ihre Aspirin-Maske erstellen:

Zubehör:

Honig

Unbeschichtetes Aspirin (jede Marke)

Neutrogena Gesunde Haut Anti-Falten-Creme

Alkoholfreies Hauttonikum

Rezept:

-   1) Nehmen Sie vier Tabletten Aspirin und geben Sie sie in ein kleines Gefäß.

2) Sprühen Sie Wasser auf das Aspirin. Verwenden Sie NICHT zu viel Wasser, sonst löst sich das Aspirin auf, sondern streuen Sie einfach ein paar Tropfen, um es zu lösen. Reiben Sie mit den Fingern das Wasser und das Aspirin zusammen, um sich gut zu vermischen und die Tabletten zu trennen.

-   Die Textur der Mischung muss sehr granular sein.

3) Füge nun zwei Teelöffel Honig zu deiner Mischung hinzu. Mische die Formel gut, damit sich Aspirin, Wasser und Honig gut vermischen.

4) Tragen Sie die Mischung auf Ihr Gesicht auf und achten Sie darauf, dass sie nicht in Ihre Augen gelangt. Sobald Ihr Gesicht vollständig mit der Aspirinmaske bedeckt ist, lassen Sie es zehn Minuten einwirken.

   -   Berühre es nicht und schrubbe es nicht, sobald es auf deinem Gesicht ist. Nach zehn Minuten spülen Sie Ihre Gesichtsformel mit kaltem Wasser ab, das die Aspirinperlen auf Ihrem ganzen Gesicht reibt (Peeling Ihrer Haut).

5) Dann, nachdem du deine Haut gewaschen hast, benutze das Tonikum, um dein Gesicht zu trocknen und es überall zu glätten. Dadurch wird auch überschüssige Formel entfernt und Ihr Gesicht sieht aus wie neu.

6) Und schließlich verwenden Sie die Feuchtigkeitscreme, die Sie gekauft haben, als letzten Schliff, um Ihr Gesicht zu polieren und Feuchtigkeit zu ersetzen. Ihre Feuchtigkeitscreme sollte Retinol enthalten, das Ihr Gesicht strafft und das Auftreten von Falten und Linien reduziert.

2-3 mal pro Woche wiederholen.

Eis, Eis-Baby

Ein weiteres einfaches Hausmittel, das jedes Mal Wunder wirkte, wenn ich diese Methode bei extremen Ausbrüchen anwendete. Alles, was Sie tun müssen, ist, jeden Abend vor dem Schlafengehen einen kalten, kompakten Eisbeutel (oder einen gebrochenen Eisbeutel) auf Ihr Gesicht aufzutragen.

Ein nasses Handtuch funktioniert auch gut, da es Schwellungen reduziert und hilft, verstopfte Poren zu beseitigen, die zu Ausbrüchen führen.

Magnesiamilch (dreiteiliges Verfahren)

Dies ist ein großartiger Haushaltsreiniger, der absolut sicher in der Anwendung ist. Einfach auf die infizierte Stelle auftragen und vor dem Spülen 10-15 Minuten einwirken lassen.

Dann lösen Sie einen Teelöffel Bittersalz (Magnesiumsulfat) in 3/4 des heißen Wassers auf.

Mit einem sauberen Tuch auf die infizierte Stelle auftragen (Wattebausch vermeiden, da er an der Haut haften bleiben und die Poren verstopfen kann). Vor dem Spülen mit kaltem Wasser 20

Minuten einwirken lassen.

Schließlich besteht der dritte Teil darin, einen selbstgemachten Toner zu erstellen. Geben Sie einfach 3 Tropfen Benzoin- oder Peroxidöl in eine Tasse kaltes Wasser.

Waschen Sie Ihr Gesicht mit dieser Lösung und spülen Sie es ab.

Dies ist ein antibakterielles Mittel, und es wirkt sehr gut, also versuchen Sie es!

Sandelholzpulver

Alles, was Sie für dieses Mittel benötigen, ist ein Teelöffel Sandelholzpulver und ein Teelöffel Tumerikum.

Mische dies mit einer kleinen Menge

weißer Milch (jeglicher Art). Verteilen Sie es in den infizierten Bereichen und lassen Sie es 15 bis 25 Minuten einwirken. Mit warmem Wasser abspülen und trocken tupfen.

Dies kann einige Sitzungen dauern, um zu beginnen, führt aber zu unglaublichen Ergebnissen. Nochmals, es ist absolut sicher, so oft zu machen, wie du willst.

Die Ölstrategie

Dieses ist eine der wirkungsvollsten Methoden, die ich versucht habe, und es war ein regelmäßiges Programm während der extremen Akneangriffe und der Ausbrüche.

Alles, was Sie für dieses aknefreie Rezept benötigen, ist eine kleine Flasche Rizinusöl und eine kleine Flasche natives Olivenöl extra oder Jojobaöl, das genauso gut funktioniert. Natives Öl spendet Ihrer Haut Feuchtigkeit und beseitigt auch alle Bakterien, die unter der Oberfläche Ihrer Haut eingeschlossen sein könnten.

Darüber hinaus stärkt natives Öl die Haut mit seinen natürlichen Antioxidantien.

Eine Mischung aus 1/2 Olivenöl und 1/2 Rizinusöl, ebenfalls gemischt, herstellen. Sie können später mit anderen Portionen experimentieren, aber wenn Sie beginnen, ist es immer empfehlenswert, mit einer Mischung zu beginnen, die der Hälfte und der Hälfte entspricht.

Nach dem Mischen sanft in alle betroffenen Bereiche des Körpers einmassieren (kann überall angewendet werden, einschließlich Gesicht, Hals, Oberkörper und Rücken). Nach dem Glätten in allen infizierten Bereichen legen Sie ein warmes Handtuch oder Tuch für 10-15 Minuten über die Stelle.

Was dies tut, ist, Ihr Gesicht auf natürliche Weise zu verdampfen, so dass Ihre Poren atmen und sich öffnen können und Giftstoffe unter der Oberfläche Ihrer Haut freigesetzt werden.

Lassen Sie die Lösung in Ihrem Körper, wobei der Kompakter 10-15 Minuten lang als Versiegelung dient. Dann massiere die Öle wieder in deine Haut ein, bevor du sie mit kaltem Wasser ausspülst (nicht heiß, da die Kälte deine Haut strafft und deine Poren schließt).

Wenn Sie sich für Olivenöl entscheiden, sollten Sie unbedingt natives Olivenöl extra kaufen, kein normales Olivenöl, da es weniger Verunreinigungen enthält. Sie können auch Olivenöl durch Jojobaöl ersetzen, das sehr gut funktioniert.

Ein Vitamin pro Tag, hält Akne fern.

Die tägliche Einnahme eines Multivitamins kann helfen, Akne zu kontrollieren, indem sie sicherstellt, dass Ihre Haut richtig genährt wird und dass Ihr Körper nicht eine Fülle von Talg produziert (was für verstopfte Poren verantwortlich ist).

Ein weiterer nützlicher Tipp ist die Zugabe von Chrom zu Ihrer Ernährung, einer Ergänzung, die sich auf die Heilung von Hautinfektionen konzentriert.

Entfernung von Aknenarben

Wenn Sie mit übermäßigen Narben verlassen worden sind, die durch Akne verursacht werden, gibt es Sachen, die Sie tun können, um die Narben zu minimieren und zu beseitigen.

Eine dieser Optionen nennt man Laserresurfacing, das in einem Krankenhaus oder medizinischen Zentrum von einem Arzt oder Dermatologen durchgeführt wird, und ist eine korrigierende chirurgische Methode, die das Auftreten von Narben schnell beseitigt. Bei dieser Technik wird die oberste Hautschicht entfernt, so dass eine saubere, frische und narbenfreie Schicht entsteht.

Dies ist vergleichbar mit der Laser-Augenchirurgie, bei der eine dünne

Schicht beschädigten Gewebes entfernt wird, um eine neue, intakte Schicht freizulegen, die Narben oder Schäden sofort korrigiert und entfernt.

Der einzige Nachteil dieses Verfahrens sind die damit verbundenen Kosten. Resurface kann sehr teuer sein, aber es ist eine sichere Methode, um Narben, die durch extreme Akne verursacht werden, dauerhaft zu entfernen.

Für tiefe Akne-Narben gibt es ein Verfahren, das als Punch-Graft bezeichnet wird. Hier wird gute, gesunde Haut aus anderen Körperteilen entfernt und dazu verwendet, vernarbte Haut durch Transplantation zu ersetzen.

Wenn Sie daran interessiert sind, mehr über diese Methoden zu erfahren, wenden Sie sich an Ihren lokalen Dermatologen für eine kostenlose Beratung.

Die Laserresurfacing ist die einzige endgültige Lösung zur Entfernung von bleibenden Narben, aber es gibt auch Hausmittel, die Narben verblassen lassen, aber nicht vollständig entfernen.

Eine dieser Behandlungen wird durch das Einreiben von Vitamin E in den Narbenbereich abgeschlossen. Sie können Vitamin E in flüssiger Form oder als Kapsel kaufen, die Sie herausschneiden und das Vitamin entfernen können, um an Ihren vernarbten Stellen zu reiben.

Sie können auch versuchen, regelmäßig natives Olivenöl auf Ihre Narben zu reiben, was dazu beitragen soll, das Auftreten von Narben zu reduzieren.

Akne mit Medikamenten behandeln

Akne-Medikamente können topisch oder systemisch sein.

Topische Medikamente sollten auf die Haut aufgetragen werden, wo sie als systemische Medikamente eingenommen werden. Das Hauptziel von Medikamenten ist es, Akne aus den Wurzeln zu entfernen, indem man die Faktoren heilt, die zur Bildung von Akne führen.

Dies sind einige der Medikamente zur Behandlung von Akne.

Orale Antibiotika werden oft verwendet, um Akne zu heilen. Es wird normalerweise zu den Leuten ausgeübt, die unter Akne durchweg leiden.

Allerdings können die Bakterien, die Akne verursachen, bald undurchlässig für Antibiotika werden und sich somit weigern, Akne zu behandeln. Die Ärzte verschreiben dann in der Regel eine andere Runde von Antibiotika, um der Ursache zu helfen. Die gebräuchlichsten Arten von Antibiotika sind Erythromycin und Tertracyclin sowie deren Derivate.

Erythromycin verursacht jedoch Beschwerden im Magen-Darm-Trakt und Tetracyclin und seine Derivate sind für Schwangere und Kinder unter acht Jahren nicht geeignet. Die Bestandteile dieser Antibiotika heilen das Pustel oder die Schwellung, indem sie es innerlich trocknen.

Topische Retinoide sind eine weitere Reihe von Medikamenten zur Behandlung von Akne. Sie werden aus Vitamin A gewonnen und können das Schließen der Poren verhindern. Wenn sie so tun, lassen sie nicht wirklich Akne bilden.

Dazu gehören Gele oder Cremes wie Adapalen, Tazaroten und Tretinoin. Topische Retinoide können zu Ausschlägen und anderen Reizungen führen. Sie können Sonnenbrand verursachen, da Ihre Haut bei Verwendung dieses Produkts anfälliger für UV-Strahlen wird.

Du müsstest Sonnencreme verwenden, wenn diese Cremes aufgetragen werden. Es ist wichtig, dass Sie sich an Ihren Hautspezialisten wenden, bevor Sie sich für diese Medikamente entscheiden.

Kortikosteroid-Injektionen werden Akne-Patienten nur dann gegeben, wenn die Akne bis zum Platzen geschwollen ist. So nimmt die Schwellung ab und die Akne trocknet schneller.

Für zystische Akne und schwere Fälle von Akne wird Isoretinoin verwendet. Dieses ist nur für extreme Fälle und um komplizierte Akneprobleme zu heilen.

Orale Verhütungsmittel sind wirksame Medikamente zur Heilung von Akne, aber sie haben auch ihre Grenzen. Sie sind nicht für rauchende Frauen, Frauen über 35 Jahre oder Frauen bestimmt, die unter Problemen im Zusammenhang mit der Blutgerinnung leiden.

Orale Verhütungsmittel verringern die überschüssige Sekretion aus den Drüsen und regulieren so die Hormone zur Kontrolle der Akne.

Tropische antimikrobielle Mittel werden zur Behandlung von mittelschweren Akneproblemen eingesetzt. Diese Medikamente greifen Bakterienkolonien an.

Diese Medikamente können einzeln oder in Kombination mit anderen eingenommen werden, die bestimmte Ursachen der Aknebildung behandeln. Dazu gehören Azelainsäure, Benzoylperoxid, Clindamycin, Erythromycin und Natriumsulfatamid. Wo Azelainsäure und

Clindamycin das Bakterienwachstum verringern, tötet Benzoylperoxid Bakterien zur Behandlung von Akne.

Eine Mischung aus Erythromycin und Benzoylperoxid ist bei der Behandlung von Akne äußerst wirksam. Diese Medikamente haben jedoch bestimmte Nebenwirkungen.

Akne und Hormonhaushalt Behandlung

Hormone spielen eine sehr wichtige Rolle bei der Entstehung von Akne. Das männliche Hormon Androgen sowie das weibliche Hormon Östrogen tragen zur Entstehung von Akne bei.

Diese Hormone werden in der Pubertät, aber auch während der Menstruation und der Schwangerschaft freigesetzt. Deshalb leidet ein höherer Prozentsatz der Frauen im Vergleich zu Männern an Akne.

Ein richtiger Hormonhaushalt kann durch mehrere Methoden erreicht werden. Dazu gehören gesunde Ernährungsgewohnheiten, Stressabbau, reichlich Wasser trinken und auch regelmäßige Bewegung.

Diese überschüssigen schädlichen Giftstoffe sowie Hormone müssen aus Ihrem System ausgeschieden werden. Dies geschieht in der Regel durch die Nieren und die Leber.

Was Sie jedoch verstehen müssen, ist, dass diese Organe nicht effektiv funktionieren können, wenn Sie eine ungesunde Ernährung haben. Sie müssen eine ausgewogene Mahlzeit einnehmen, damit Ihr Körper alle notwendigen Nährstoffe erhält und effizient arbeiten kann.

Zu viel von jedem Bestandteil wird schließlich zum Verlust eines anderen führen und das System Ihres Körpers schädigen. Dadurch wird Ihre Haut geschädigt.

Natürliche Behandlungen beinhalten die Verwendung von Antioxidantien, die Hormone ausgleichen und das Blut reinigen, so dass es frei von schädlichen Giftstoffen ist.

Auch der Versuch, viel Wasser zu trinken und weg vom Kaffee zu bleiben kann Akneausbrüche an der Bucht halten. Vermeiden Sie Stress und Angst, trainieren Sie regelmäßig und halten Sie sich von fetten Lebensmitteln fern. Alle diese Maßnahmen neigen dazu, die Freisetzung überschüssiger Hormone einzuschränken und die Entstehung von Akne zu verhindern.

Kortikosteroide sind wirksam bei der Reduzierung von Unreinheiten. Aber auch zu viel von dieser Art von Medikamenten kann schädlich sein - deshalb sollten Sie immer Ihren Arzt konsultieren, bevor Sie sich entscheiden, es einzunehmen.

Der beste Weg, Hormone auszugleichen, ist durch natürliche Prozesse. Sie garantieren hervorragende Ergebnisse und tragen sie mit sich, ohne das Risiko von Nebenwirkungen.

Die beste Akne-Nahrungsdiät für Akne

Für diejenigen, die Akne haben, ist es eine sehr gute Idee, eine Ernährung zu haben, die eine Fülle von frischem Obst und Gemüse enthält. Außerdem solltest du regelmäßig viel Wasser trinken, um dein System sauber zu halten und Giftstoffe konsequent aus deinem System zu entfernen. Acht oder zehn Gläser pro Tag reichen aus.

Eine weitere gute Idee ist es, sich auf die Einbeziehung einer Ernährung zu konzentrieren, die reich an Antioxidantien und Ballaststoffen ist.

Dies sind Nahrungsbestandteile, die Ihre Haut gesund und fit halten und es Ihnen ermöglichen, gut auszusehen und sich gut zu fühlen.

Eine andere Sache, die als sehr gut im Kampf gegen Akne gilt, ist Protein. Vitamin A wird auch von Gesundheitsexperten als eine großartige Waffe gegen Akne angesehen.

Oregon Grap und Sonnenhut

Dies sind zwei Kräuter, die außergewöhnlich sind, um das Immunsystem Ihres Körpers zu stimulieren, und die auch helfen, die Bakterien zu minimieren, von denen bekannt ist, dass sie Akne auslösen oder verursachen.

Informieren Sie sich über Akne

Wenn Sie denken, dass Akne nur Teenager betrifft, dann denken Sie noch einmal nach. Gängig werden Erwachsene täglich angegriffen. Es kann überwältigend sein, Sprossen von Pickeln, Pickeln oder Pickeln im ganzen Gesicht zu bemerken, und Sie wissen vielleicht nicht, was Sie zuerst tun sollen.

Bevor Sie etwas anderes tun, besuchen oder rufen Sie Ihren örtlichen Apotheker an. Lizenzierte Apotheker kennen immer die Hautprodukte und wissen, welche Produkte Akne lindern und welche nicht. Die meisten Apotheker sind sehr hilfsbereit. Wenn Sie noch keinen kennen, versuchen Sie es mit Ihrem lokalen WalMart.

Während bei WalMart, werfen Sie einen Blick auf einige der verfügbaren Naturheilmittel und Produkte, die in der Nähe der Apotheke ausgestellt wurden. Viele Naturprodukte behaupten, Ihre Akne vollständig zu heilen. Jede gute Apotheke hat auch Ausstellungen der verschiedenen Ergänzungen, die behaupten, zu helfen, Akne zu lindern.

Erfahren Sie mehr über die verschiedenen Ursachen von Akne und entdecken Sie, was Ihre eigene Haut zum Abbau bringt. Akneforschung ist lang und noch im Gange, also sind Experten nicht absolut sicher über die genauen Ursachen der Akne. Es gibt jedoch einige mögliche Ursachen, denen alle zuzustimmen scheinen.

Medikamente

Einige Medikamente, wie Steroide, Barbiturate und Antikonvulsiva, sollen zu Hauterkrankungen beitragen. Jedoch stoppen Sie nicht, Verordnungmedikationen zu nehmen, bevor Sie Ihren Doktor konsultieren, um zu sehen, wenn sie Ihre Akne verursachen konnten.

Emotionaler Stress

Zunehmende Beweise deuten darauf hin, dass Stress zu Akne und anderen Hautproblemen beitragen kann. Wenn Sie gestresst sind, versuchen Sie, ein Trainingsprogramm zu entwickeln und folgen Sie diesem regelmäßig. Es hat sich gezeigt, dass Bewegung Stress abbricht.

Schokolade

Schokolade ist noch nicht gezeigt worden, um Akne zu verursachen. Viele Leute bestehen darauf, dass das Essen

von Schokolade dazu führt, dass man
Pickel bekommt, aber keine Forschung hat
gezeigt, dass diese Theorie wahr ist.

Kosmetik

Weil Akne durch verstopfte oder
blockierte Poren ausgelöst wird, können
wir sicher davon ausgehen, dass Make-up
und andere ölhaltige Kosmetikprodukte
zur Akne beitragen. Auch "sichere"
Produkte (hypoallergen und ölfrei) können
zur Bildung von Mitessern oder Pickeln
beitragen, da sie die Haut bedecken.
Jedes kosmetische Produkt, das auf die
Haut aufgetragen wird, hat das Potenzial,
die Poren zu verstopfen und die
Aknebehandlung zu beeinträchtigen.

Häufiges Reiben des Gesichts

Aknegefährdete Haut sollte immer
sauber gehalten werden, aber nur milde
Produkte sollten verwendet werden.

um es sanft zu waschen. Viele Leute haben den Eindruck, dass sie die Haut mit starken Seifen reiben sollten, wenn sie Akne haben, aber das verschlimmert und verschlechtert den Zustand nur.

Verunreinigung

Hohe Luftfeuchtigkeit und andere unnatürliche Umweltbedingungen (z.B. Smog, Nebel) können Akne und andere Krankheiten fördern. Wenn die Haut über einen längeren Zeitraum feuchten Bedingungen ausgesetzt ist, kommt es zu Schwellungen (die die Poren verstopfen und somit zur Akne beitragen).

Ernährungsgewohnheiten

Viele Leute beachten, dass bestimmte Nahrungsmittel, die sie essen, ihre Akne veranlassen, schlechter zu werden. Ihre Essgewohnheiten können sicherlich zu Ausbrüchen beitragen, und Sie sollten die

Produkte berücksichtigen, die die meisten Probleme verursachen, damit Sie sie in Zukunft vermeiden können.

Häufige Übeltäter von Lebensmitteln, von denen angenommen wird, dass sie Akne verschlimmern, sind Fette und Milchprodukte. Eine zinkreiche Ernährung sollte bei Akne von Vorteil sein. Die Einnahme von Zinkpräparaten ist eine Alternative, die Sie für eine Aknebehandlung in Betracht ziehen könnten.

Ursachen und beste Behandlungen für Ihre Akne

Niemand auf der Welt ist immun gegen Akne. Sie betrifft Menschen aller Lebensbereiche und Altersgruppen. Akne zeigt keine Vorzugsbehandlung gegenüber Männern, Frauen, Reichen oder Armen. Weil die Haut jeder Person unterschiedlich ist, haben sie alle unterschiedliche beitragende Faktoren, die ihre bestimmte Art der Akne verursachen.

Der wichtigste Teil Ihrer Aknebehandlung ist, zu verstehen, welche Art von Haut Sie sind und die effektivste Aknebehandlung, um sie zu verwenden. Wenn Sie fettige Haut haben, sollten Sie keine Reinigungsmittel, Feuchtigkeitsspender oder ölhaltige Kosmetika verwenden.

Sie müssen Produkte kaufen, die kein Öl enthalten. Andererseits, wenn Sie trockene Haut haben, werden Sie die fettfreien Produkte nicht verwenden wollen, da Ihre Haut etwas mehr Fett aufnehmen könnte.

Sowohl fettige als auch trockene Haut muss täglich mit Feuchtigkeit versorgt werden. Nur weil die Haut fettiger ist, bedeutet das nicht, dass sie keine Feuchtigkeitszufuhr benötigt. Es gibt viele gute ölfreie Feuchtigkeitscremes, die für die Anwendung auf fettiger Haut geeignet sind. Trockene Haut hat ihre eigenen spezifischen Probleme und sollte mit einem speziell für trockene Haut entwickelten Produkt versorgt werden.

Topische Hautbehandlungen sind entworfen, um Poren an der Verstopfung beim Entfernen des überschüssigen Schmutzes und des Fettes auf der Hautoberfläche, sowie die Bakterien zu verhindern, die Akne verursachen. Es gibt bestimmte orale Medikamente, die Ihren Körper davon abhalten, so viel Öl zu produzieren. Verschreibungspflichtige Cremes und Salben helfen, Ausbrüche trocken zu halten und fördern sogar den schnellen Zellersatz in den Bereichen der akneinfizierten Haut, die sie benötigen. Es gibt andere medizinische und natürliche Heilmittel, die bei der Behandlung von Akne helfen.

Bevor Sie verstehen, wie man die rechte Aknehautobachtbehandlung für Ihre Haut entwickelt, sollten Sie versuchen zu verstehen, was Akne an erster Stelle verursacht.

Akne verursacht

Akne hat viele Ursachen und alle von ihnen sind noch nicht vollständig verstanden oder bestätigt. Einige der häufigsten Ursachen sind im Folgenden aufgeführt:

✓ Hormone spielen eine wichtige Rolle bei der Entwicklung von Akne. Die frühe Adoleszenz bringt viele hormonelle Veränderungen in den Körper, und diese Veränderungen verursachen oft ständige Ausbrüche von Pickeln, Pusteln und sogar Zysten. Auch die Erwachsenenjahre bringen Veränderungen mit sich, insbesondere für Frauen. Prämenstruelle und prämenopausale Schwierigkeiten verursachen bei einer alarmierenden Anzahl von Frauen Ausbrüche. Wegen des überschüssigen Öls, das während der Akne produziert wird, die durch

Hormone verursacht wird, sind Produkte, die helfen, Öl zu beseitigen und zu verringern, für diese Art der Akne nützlicher.

✓ Stress ist sicherlich ein häufiger Faktor bei der Entwicklung von Akne. Wenn der Körper angespannt wird, setzt er Chemikalien und Hormone frei, die schließlich zu Toxinen und Verschwendungen werden, die der Körper ausstoßen muss. Einige dieser Abfallprodukte werden über die Haut ausgeschieden und tragen zur Akne bei.

✓ Einige Leute glauben noch, dass Schokolade, Zucker und andere Lebensmittel Akne verursachen können. Die meisten Experten bestreiten, dass Nahrung alles hat, mit der Entwicklung der

Akne zu tun, aber die Ausgabe wird noch weit debattiert und erforscht, also können wir nicht absolut sicher sein, dass bestimmte Nahrungsmittel nicht zur Akne beitragen.

✓ Kosmetika und Hautpflegeprodukte können auch zur Akne beitragen, wenn die verwendeten Produkte nicht der richtige Hauttyp sind. Der Gebrauch von öligen Produkten auf fettiger Haut kann sicherlich zu Ausbrüchen beitragen, daher ist es wichtig, Ihre Körperpflegeprodukte sehr sorgfältig auszuwählen, wenn Sie sich entscheiden, welche die beste Behandlung für Akne auf Ihrer Haut ist.

Andere Faktoren, wie Lebensstil und Umwelt, können sich ebenfalls auf Ihre

Haut auswirken. Die beste Sache, die Sie
für Ihre Haut tun können, ist, zu erlernen,
wie man richtig für sie interessiert, hält
sie hydratisiert, hält sie hydratisiert und
versucht, die Faktoren zu beseitigen, die
Ihre Haut veranlassen, Akne zu haben.

5 einfache Richtlinien für den Erfolg Ihrer Akne-Hautbehandlung

Leute mit Akne betrachten es als ein lästiges Problem, eines, das sie bis zur Ausweglosigkeit frustriert.

Akne-Hautbehandlung nimmt Zeit, sobald Akne entwickelt hat, aber die Wahrheit ist, wenn Akne nicht bereits begonnen hat, dann ist es ziemlich einfach, sein Aussehen zu verhindern. Wenn es angefangen hat zu erscheinen, dann nach Ihrer vorgeschriebenen Aknebehandlung sollte es positive Ergebnisse in kurzer Zeit bringen.

Unabhängig von Ihrer Situation können Sie eine gesunde Haut haben, wenn Sie einige Richtlinien für die richtige

Hautpflege im Hinterkopf haben.

Halten Sie Ihre Haut sauber

Vielleicht ist der wichtigste Teil Ihrer täglichen Hautpflege, sie sauber zu halten. Es sollte zweimal täglich, morgens und abends, mit einem milden hypoallergenen Reinigungsmittel gewaschen werden. Darüber hinaus sollten Sie nach jeder Aktivität, die Sie schwitzen lässt, eine abnormale Menge, wie z.B. anstrengende Aktivität oder Bewegung, aufräumen.

Das Wichtigste ist die Art des Reinigers, den Sie auf Ihrer Haut verwenden. Das Reiben der Haut mit einer harten und abrasiven Seife wird Ihre Akne nur verschlimmern. Wenn Sie keinen guten Reiniger für Ihren Hauttyp kennen, konsultieren Sie Ihren Dermatologen um Rat. Sobald Sie Ihre Haut gewaschen haben (sanft), spülen und trocknen lassen.

Wenn Ihr Haar fettig ist, wie Ihre Haut, dann sollte es täglich gewaschen werden, da das Fett in Ihrem Haar leicht ins Gesicht gelangen und Probleme verursachen kann.

Schonende Rasur

Die Rasur ist ein Problem, das normalerweise nur Männer betrifft. Die Wahl des Rasierers (elektrisch oder sicher) hängt davon ab, welcher am einfachsten und bequemsten zu bedienen ist. Wenn Sicherheitsrasierklingen verwendet werden, sollte die kurze Klinge die einzige sein, die bei akneanfälliger Haut verwendet wird. Vor dem Auftragen des Rasierschaums sollte der Bart mit Seife und Wasser aufgeweicht werden. Sehr sorgfältig und schonend rasieren, um störende Unreinheiten zu vermeiden.

Halte deine Hände von deinem Gesicht fern.

Das Manipulieren (Drücken oder Knallen) von Unebenheiten im Gesicht führt nur dazu, dass sich hässliche Aknenarben ausbreiten oder bilden. Halten Sie Ihre Finger vollständig weg von Ihren Akne-Verunstaltungen oder Sie laufen Gefahr, Ihre Aknebehandlung zu stören.

Kosmetik

Überprüfen Sie Ihre Make-up-Produkte, um sicherzustellen, dass sie hypoallergen und ölfrei sind. Wenn sie es tun, oder wenn sie alt sind, sollten Sie sie wegwerfen und neue Produkte kaufen. Achten Sie darauf, die Produktetiketten zu lesen, um sicherzustellen, dass sie keine Inhaltsstoffe enthalten, die mit Ihrer Aknebehandlung in Konflikt stehen können. Bis Ihre Behandlung voranschreitet, kann es schwierig sein, Grundierungs-Make-up oder andere flüssige Make-up-Produkte auf Ihrer Haut zu verwenden.

Zusätzlich zur Kontrolle Ihres Make-ups sollten Sie sich auch das Shampoo und die Spülung ansehen, die Sie für Ihr Haar verwenden. Wenn sie Öl enthalten, kann Akne auf der Stirn auftreten. Stellen Sie sicher, dass alle Haarprodukte nicht komedogen sind.

Halten Sie sich von der Sonne fern.

Selbst wenn Sie denken, dass gebräunte Haut Ihre Schönheitsfehler besser aussehen lässt, achten Sie darauf, Ihre Haut nicht der Sonne auszusetzen, besonders während der Zeit der Akne-Hautbehandlung. Längere Sonneneinstrahlung wird Ihre Haut schnell

altern lassen und Sie einem Risiko für
Hautkrebs aussetzen.

Zusätzlich zu den schädlichen
Auswirkungen der Sonne auf die Haut
kann das von Ihnen verwendete Akne-
Medikament negativ reagieren, wenn es
den Sonnenstrahlen ausgesetzt ist, so
dass es viel wahrscheinlicher ist, mit der
Sonne zu brennen.

5 Fakten über die Aknebehandlung

Allein die Erwähnung des Wortes "Akne" erfüllt einige Menschen mit Angst. Sie sehen vor, dass sie lange Stunden damit verbringen müssen, ihre Haut zu pflegen, indem sie sie reiben, teure Cremes auftragen und die Lebensmittel meiden, die sie am liebsten essen, um zu vermeiden, dass Pickel über ihr ganzes Gesicht kommen.

Die großen Nachrichten sind, dass Fortschritte in der Aknebehandlung gemacht werden und Experten neue Wege entdecken, um diese gefürchtete Hauterkrankung zu verhindern und zu behandeln. Einige der Geschichten der alten Frauen über Akne haben sich als falsch erwiesen und neue Informationen darüber, wie man klare und schöne Haut bekommt, werden täglich entdeckt.

Überprüfen Sie heraus diese 5 wenig bekannten Tatsachen über Aknebehandlung und Hautpflege:

1) Schrubben oder nicht schrubben?

Obwohl Experten einst dachten, dass es notwendig sei, für eine saubere, pickelfreie Haut zu reiben, wissen sie heute, dass das Reiben der Haut mit starken Schleifmitteln nur dazu dient, sie zu reizen und zu verletzen. Da die Haut empfindlich ist, kann sie leicht beschädigt werden, so dass sie nicht in der Lage ist, als Schutz gegen schädliche Bakterien zu wirken. Daher sollte ein Reiben der Haut mit oder ohne Schleifmittel vermieden werden.

2) Kann die Sonne meine Haut verschönern?

Obwohl die Sonne in der Lage ist, Bakterien auf ihren Spuren zu stoppen, schädigt sie auch Ihre Haut, indem sie sie trocknet und ihre Poren verstopft. Längere Sonneneinstrahlung (mehr als 15 Minuten pro Tag) hilft Ihnen nicht, schöne Haut zu bekommen und sollte vermieden werden.

3) Wird kalte Luft helfen, meine Haut von Akne zu befreien?

Extrem kaltes Wetter schadet der Haut wie Sonnenlicht, indem es sie austrocknet

und die Poren verstopft. Kalte Luft sollte
vermieden werden, weil sie jeden
Fortschritt stört, den Sie in Richtung zum
Aufräumen Ihrer Akneausbrüche bilden.
Die beste Temperatur für eine schöne,
klare Haut liegt zwischen 70 und 80 Grad
F.

4) Wird das Schwimmen meine Haut schädigen?

Schwimmen ist eine ausgezeichnete
Wahl, sowohl für Ihr Fitnessniveau als
auch für Ihre aknegefährdete Haut. Das
Schwimmen in einem mit Ozon
gereinigten Hallenbad mit Wasser bei
einer Temperatur von ca. 75 bis 85 Grad
Celsius erfrischt Ihre gereizte Haut, baut
Stress ab und bietet viel Bewegung für
den ganzen Körper.

5) Wie kann ich den Kontakt mit den Akne verursachenden Bakterien vermeiden?

Der beste Weg, um die Akne zu verhindern, die Bakterien verursacht und pickelfreie Haut hat, ist, alles um Sie herum so sauber wie möglich zu halten. Bakterien gedeihen auf Bettwäsche, Handtüchern und Tüchern, daher sollten Sie sie bei jedem Gebrauch waschen. Einige Naturprodukte, die nachweislich Bakterien reduzieren, sind Essig, ätherische Öle und Teebaumöl, die alle zum Waschen von Wäsche und Unterwäsche verwendet werden können.

Das Befolgen dieser 5 Schritte wird Ihnen helfen, Ihre hartnäckige Akne zu bekämpfen und effektiv zu kontrollieren,

weil Sie lernen werden, Ihre schlechten
Gewohnheiten zu ändern.

   Die Änderung Ihrer ungesunden
Gewohnheiten führt zu einem gesünderen
Lebensstil, der wiederum zu einer
schönen, klaren, aknefreien Haut führt.

Akne auf "natürliche" Weise behandeln

Akne ist eine häufige Hauterkrankung, die die Talgdrüsen von Gesicht, Rücken und Hals betrifft. Die meisten Menschen sind von Akne zu einem bestimmten Zeitpunkt in ihrem Leben betroffen und leiden mit den daraus resultierenden Pickeln, Mitessern, Mitessern, Mitessern und Zysten.

Die Talgdrüsen wirken darauf hin, überschüssiges Fett aus der Haut zu entfernen. Ausnahmslos werden sie von Zeit zu Zeit verstopft und die daraus resultierende Ansammlung von Öl kann Akne sowie andere Hauterkrankungen verursachen. Akne vulgaris ist die häufigste Erkrankung und betrifft vor allem Jugendliche.

Viele Faktoren tragen zur Akne vulgaris bei und beinhalten Ernährungsungleichgewichte, Allergene, emotionalen Stress, Leberveränderungen, Vererbung, übermäßig fettige Haut, bestimmte Medikamente und Hormone.

Ein weiterer Faktor, der zur Akne beiträgt, ist der Überfluss an Toxinen und Giften im Körper. Der Körper nutzt Leber und Nieren, um diese gefährlichen Stoffe loszuwerden. Wenn der Körper mehr Unreinheiten enthält, als diese Organe effektiv verkraften können, übernimmt die Haut durch Schwitzen der Substanzen.

Alle diese Prozesse, die gleichzeitig wirken, verändern die natürliche Heilkraft des Körpers und erzeugen verschiedene Hautveränderungen, die zur Bildung von Pickeln und Mitessern führen.

Es gibt viele natürliche Produkte zur Verfügung, die effektiv Akne behandeln wird. Nachfolgend sind einige der besten und gut verträglichen alternativen Methoden zur Beseitigung der Auswirkungen von Akne aufgeführt.

Beachten Sie jedoch, dass einige dieser Methoden im Laufe von 2 bis 4 Wochen wiederholt werden müssen, bevor dauerhafte Ergebnisse erzielt werden.

➢ Tragen Sie weißen Essig (destilliert und ggf. verdünnt) auf die von Akne betroffenen Hautstellen auf. Lassen Sie es bis zu 10 Minuten auf der Haut liegen und spülen Sie es dann sanft mit kaltem Wasser ab.

> Verwenden Sie Echinacea täglich, um die Immunität zu verbessern.

> Nehmen Sie die Oregon-Traube täglich ein, um sich vor akneauslösenden Bakterien zu schützen.

> Tragen Sie Zitronensaft auf die von Pickeln, Mitessern und anderen Hautproblemen betroffenen Gesichtspartien auf. Lassen Sie den Saft bis zu 10 Minuten auf dem Gesicht liegen und spülen Sie ihn dann mit kaltem Wasser ab. Andere Zitrussäfte können verwendet und verdünnt werden, wenn sie Juckreiz verursachen. Diese Lösung wirkt als natürliches Peeling, indem sie abgestorbenes Hautgewebe reibt.

➢ Verwenden Sie Löwenzahn oder Rotklee täglich, um Giftstoffe aus der Leber zu entfernen.

➢ Verwenden Sie Natures Sunshine's Ayurvedic Skin Detox, um Lebertoxine zu entfernen.

➢ Die Verwendung von Vitamin-A-Ergänzungen hilft bei schwerer Akne. Konsultieren Sie Ihren Arzt, um die richtige Dosis zu bestimmen, da zu große Mengen toxisch sein können.

➢ Nehmen Sie Zinkpräparate, um die Gewebereparatur zu stimulieren und Hautnarbenbildung zu verhindern.

➢ Versuchen Sie alternative homöopathische Mittel, um Pickel zu trocknen und geschädigtes Gewebe zu heilen.

➢ Ernähren Sie sich ausgewogen und nehmen Sie Vitamin- und Mineralstoffpräparate ein, um Ernährungsmängel zu vermeiden. Die Gesunderhaltung des Körpers fördert die natürliche Heilung des Gewebes.

➢ Trinken Sie täglich viel Wasser, um Giftstoffe zu beseitigen und den Körper mit Feuchtigkeit zu versorgen.

Allgemeine Akne-Mythen

Leute glauben noch an Geschichten der alten Frauen über die Ursachen der Akne, obwohl Experten viele der Mythen widerlegt haben. Wir werden versuchen, die Wahrheit über einige dieser harten Mythen zu enthüllen und Sie zu beruhigen, damit Sie bei Ihrer Suche nach einer klaren, aknefreien und schönen Haut vorankommen können.

Mythos: Nur schmutzige Menschen haben Akne.

Tatsache: Akne wird nicht durch schlechte Hygiene verursacht, sondern durch hormonelle Veränderungen, die im Körper auftreten. Manchmal füllen sich die Talgdrüsen (die für die Befeuchtung unserer Haut verantwortlich sind) mit Fett und blockieren benachbarte Follikel. Dies führt zu verstopften Poren, die sich in Akne verwandeln, gekennzeichnet durch Pickel, Mitesser, Pusteln und sogar Zysten.

Die Wahrheit ist, dass das Reiben und Waschen der Haut durchweg Ihr Akneproblem viel schlimmer machen kann. Die richtige Hautpflege beinhaltet das sanfte Waschen der Haut und das Abtupfen (ohne zu reiben).

Mythos: Menschen mit Akne essen nicht die richtigen Lebensmittel.

Realität: Experten wissen jetzt, dass es keinen Zusammenhang zwischen den Lebensmitteln, die Sie essen, und der Entwicklung von Akne gibt.

Die Mythen, dass Schokolade und andere mästende Lebensmittel Akne verursachen, sind völlig falsch. Auf der anderen Seite müssen Sie die richtige Ernährung üben, damit Ihre allgemeine Gesundheit ausgezeichnet ist.

Mythos: Stress verursacht Akne

Tatsache: Stress selbst verursacht keine Akne, obwohl er sich als Nebenwirkung bei der Einnahme von verschreibungspflichtigen Medikamenten entwickeln kann, um Ihnen zu helfen, mit Stress umzugehen. Wenn Sie diese Art von Medikament nehmen und Symptome von Akne, wie Pickel, Pickel oder Pusteln bemerken, konsultieren Sie Ihren Arzt, um festzustellen, ob das Medikament zu Ihrem Hautzustand beitragen könnte. Ein Wort der Vorsicht: Obwohl Stress keine Akne verursacht, kann er den Zustand verschlimmern, wenn Sie ihn bereits haben.

__Mythos__: Akne ist reine Kosmetik.

__Tatsache__: Akne verändert Ihr Aussehen, kann aber auch eine Bedrohung für Ihre psychische Gesundheit darstellen. Schwere Akne-Probleme, die oft durch zystische Knötchen und anhaltende Ausbrüche gekennzeichnet sind, können zu schwerer Akne führen und zu dauerhafter Narbenbildung führen.

Dies wirkt sich manchmal psychologisch auf den Menschen aus, indem er sein Selbstbild verändert. Viele Menschen entwickeln Selbstwertgefühl Probleme und fühlen sich frustriert und depressiv.

__Mythos__: Akne ist unheilbar

__Tatsache__: Akne kann vollständig aufgeklärt werden, indem man die vielen verfügbaren Produkte verwendet und die richtige Behandlung findet, die speziell auf Ihre Bedürfnisse zugeschnitten ist.

Ihr Dermatologe kann Ihnen helfen, die beste Methode zu finden, um Ihre Akne zu behandeln und wird in der Lage sein, festzustellen, welche Art von Akne Sie haben, ob es Akne vulgaris, Akne cysticus, Akne nodularis oder sogar Rosacea ist. Es gibt gute und wirksame Behandlungen und Medikamente (einschließlich Accutane, Retin-A und viele andere), die helfen, selbst die hartnäckigsten Probleme zu klären. Bevor du es merkst, wird es dir die schöne Haut offenbaren, die du schon immer hättest haben sollen.

Kreativer Gebrauch von Make-up zum Verstecken von Akne

Sie haben schließlich diesen wichtigen Schritt gemacht, indem Sie Ihren Dermatologen besucht haben und mit der Aknebehandlung Anfang dieser Woche begonnen haben! Ihre Haut wird bald klar, schön und aknefrei.

Herzlichen Glückwunsch! Hast du gesagt, dass du morgen ein wichtiges Meeting hattest und bis dahin deine Haut gereinigt haben musstest? Gut kann deine Akne möglicherweise nicht so schnell aufräumen, aber es gibt einige Spitzen, die du verwenden kannst, um dein Bestes an deiner Sitzung zu sehen.

Die kreative Verwendung von Make-up ermöglicht es Ihnen, Ihre Akne vorübergehend zu verstecken, aber Sie müssen einigen Grundregeln folgen. Denke daran, dass dies nur eine Vertuschung und keine Heilung ist.

Die grundlegenden Elemente, die für Ihr Akne-Abdeckungsset notwendig sind.

Ihre wichtigsten Werkzeuge für die Abdeckung von Akne werden Concealer, Foundation und Puder sein. Kaufen Sie nur Markenprodukte und vertrauenswürdige Produkte in vertrauenswürdigen Geschäften. Wählen Sie hypoallergene und ölfreie Produkte, die Ihrer Hautfarbe entsprechen.

Lesen Sie die Produktetiketten gründlich, um sicherzustellen, dass Sie keine mit Öl beladenen Produkte kaufen, die die Behandlung von Akne stoppen, die gerade erst begonnen hat. Wenn Sie sich entscheiden, eine neue Marke

auszuprobieren, probieren Sie es aus,
bevor Sie es verwenden, indem Sie etwas
unterhalb der Kieferlinie reiben. Wenn
Ihre Haut negativ reagieren wird, wird sie
das in einer Stunde tun.

Vor Beginn der Vertuschung

Bevor Sie mit dem Prozess der
Abdeckung von Akne beginnen, waschen
Sie sanft Ihr Gesicht und Ihren Hals mit
Ihrem regelmäßigen Reinigungsmittel und
tupfen Sie es dann trocken. Verwenden
Sie Ihre neue Akne-Medizin unten, indem
Sie sie gemäß den Anweisungen
anwenden. Vollständig trocknen lassen.

Das Hauptereignis

Nun können Sie den Deckungsvorgang
starten. Tragen Sie kleine Mengen
Abdeckstift direkt auf die roten oder
dunklen Flecken auf Gesicht und Hals auf,
die durch Akne verursacht wurden.

Verwenden Sie einen Einwegschminkschwamm, um den Abdeckstift mit Ihrer Haut zu vermischen.

Übertreiben Sie diesen Schritt nicht, denn zu viel Korrektur wird nach dem Trocknen schrecklich aussehen. Sehr leicht auftragen.

Nun tragen Sie kleine Mengen Make-up auf die Haut auf und mischen es mit dem Schwamm. Repply auf Bereiche, die scheinen, ein wenig mehr Abdeckung zu benötigen, aber wieder übertreiben Sie es nicht, weil zu viel Verfassung Aufmerksamkeit auf Ihre Haut mit Akne-Narben lenkt.

Der letzte Schritt besteht darin, eine sehr leichte Puderschicht mit einem weichen Make-up-Pinsel aufzutragen. Verwenden Sie immer ölfreies Pulver mit der weichsten Bürste, die Sie finden können, um Ihre Haut nicht mit Akneproblemen zu reizen. Der Puder absorbiert den Glanz des Make-ups und verleiht Ihrem Gesicht den "fertigen" Look.

Achten Sie darauf, die Make-up-Schwämme loszuwerden, die Sie während der Abdeckung verwendet haben. Diese behalten das Öl aus Ihrem Gesicht und sollten entsorgt werden, um zu vermeiden, dass das gleiche Öl morgen auf Ihr Gesicht übertragen wird.

Vor dem Schlafengehen

Wasche immer dein Gesicht, bevor du jede Nacht ins Bett gehst. Ihre Haut braucht diese Zeit zum Atmen und Ihre Akne muss keine Make-up-Schicht haben, da zusätzliche Unreinheiten entstehen können. Aknebehandlung erneut anwenden (wie angewiesen).

Akne-Narbe Reparatur

Akne, eine häufige Hauterkrankung, die
Menschen Millionen von Dollar ausgeben,
um sie zu heilen, betrifft normalerweise
80% unserer Jugend und 5% unserer
erwachsenen Bevölkerung. Junge Leute,
die am meisten betroffen sind, verbringen
Stunden damit, sich über die
verheerenden Auswirkungen zu quälen,
die Akne auf ihrer Haut verursacht.

In jungen Jahren werden sie von
sozialen Problemen und
Popularitätsproblemen belästigt. Die
Narben, die Ihre Akne-Kämpfe
hinterlassen, sind schädlich für Ihr Ego
und Ihr Selbstwertgefühl. Milliarden von
Dollar wurden für Akneforschung,
Aknenarben und Narbenlösungen
ausgegeben.

Es gibt drei Klassifizierungen von Aknenarben, Icepick, Boxcar und Rolling. Die Dauer der Narben bewirkt auch, dass sie in zwei weitere Gruppen eingeteilt werden, eine frühe und eine permanente.

Topische Medikamente wirken gut bei frühen Narben, aber bei permanenter Narbenbildung ist oft ein chirurgischer Eingriff notwendig. Kombinationen von Behandlungen werden manchmal für beide Arten verwendet, je nach Schweregrad. Neben den verfügbaren topischen Medikamenten werden auch Hautverjüngungs- und Operationsverfahren bei schwereren Narben eingesetzt.

Chirurgische Verfahren sind teure Behandlungsmöglichkeiten und es gibt Vor- und Nachteile dieser Art von Lösung für Aknenarben. Vor der Operation bewerten die Ärzte unter anderem Alter, Geschlecht, Vorgeschichte der medizinischen Probleme, Hauttyp und Art der Narbe.

Manchmal können Kollagen oder andere Injektionen verwendet werden, um die Narbe auf das Niveau der Haut zu bringen. Diese Injektionen werden als dermale Füllstoffe bezeichnet.

Das Verfahren der "Stanz-Exzision" wird von Dermatologen häufig bei der Behandlung von Narben von Eisstäben oder Güterwagen eingesetzt. Bei diesem Verfahren wird die Haut mit einem speziellen Werkzeug geschnitten und die Kanten der Haut zusammengenäht. Dadurch entsteht eine neue Narbe, die bei hellerer Haut heilt. Es gibt auch eine Variante dieses Verfahrens, die als "Punktionsexzision mit

Hauttransplantatersatz" bezeichnet wird.

Es ist dem ursprünglichen Verfahren sehr ähnlich, mit Ausnahme der Haut, die genäht wird. Stattdessen wird es auf die Haut aufgepfropft, um die Narbe zu reparieren.

Der subkutane Schnitt ist ein weiteres Verfahren, wird aber hauptsächlich bei Rollennarben eingesetzt. Bei diesem Verfahren wird eine Nadel in die Haut eingeführt und das Narbengewebe geschnitten. Die Haut wird bei diesem Eingriff stark gequetscht, verschwindet aber nach etwa einer Woche.

Die Laserresurfacing verbrennt die oberste Hautschicht und bringt sie auf das ursprüngliche Niveau zurück.

Wenn man sich all diese Verfahren zur Behandlung von Narben ansieht, ist es offensichtlich, dass Prävention besser ist als Heilung.

Um Narbenbildung zu vermeiden, versuchen Sie, die Sonne zu meiden, verwenden Sie Alpha-Hydroxysäuren, trainieren Sie regelmäßig und pflegen Sie gute Essgewohnheiten. Du könntest eine Menge unnötiger Kosten und Demütigungen sparen.

Akne-Narbe Behandlung - Können Aknenarben beseitigt werden?

Narben sind Hinweise darauf, dass der Körper sich auf die eine oder andere Weise selbst repariert hat, sei es aufgrund von Verletzungen oder Infektionen. Sobald diese Ereignisse eintreten, sammeln sich die weißen Blutkörperchen des Körpers an der Stelle an, um weitere Infektionen zu bekämpfen und die entstandenen Schäden zu reparieren.

Sobald dieser Prozess abgeschlossen ist, bilden sich oft Narben. Dieser Prozess ist vergleichbar mit einer Naht, die auf einem gerissenen Stoffstück genäht wird. Die Haut (oder Naht) wird nie so glatt sein wie vor dem Schaden.

Es gibt verschiedene Arten von Akne-Narben und verschiedene Grade von jeder Art. Einige Menschen können je nach ihrer individuellen Tendenz schlimmere Narben entwickeln als andere.

Arten von Akne-Narben

Es gibt zwei verschiedene Arten von Aknenarben. Der erste Typ, die depressive Narbenbildung, wird durch Gewebeverlust und der zweite Typ, die Keloide, durch Gewebebildung verursacht.

1) Depressive Narben

Diese Art von Narben wird durch die Dermis verursacht, die von Giftstoffen befallen wird, die aus der Haut entweichen. Sobald eine Zyste bricht, treibt sie Eiter, Öl, Bakterien und andere Gifte in die Umgebung.

Weiße Blutkörperchen eilen zur Infektionsstelle, um die Haut zu reparieren, dabei geht wertvolles Kollagen verloren, was zu Rezessionen oder Depressionen in der Haut führt. Die Haut über der Läsion entwickelt Narben, die allgemein als Eispickel-Narben bezeichnet werden. Andere Arten von Narben sind weich, maskulär und faserig.

2) Keloide

Diese Art der Narbenbildung ist das Ergebnis von Fibroblasten, die der Körper während des Reparaturprozesses auslöst. Sobald das Kollagen nachlässt, produzieren die Fibroblasten überschüssiges Kollagen, was zu Geweben führt, die als Keloide bezeichnet werden. Sie bilden sich meist im männlichen Körper und werden manchmal als hypertrophe Narben bezeichnet.

Behandlung von Akne-Narben

Erkundigen Sie sich bei Ihrem Dermatologen nach der besten Behandlung für Ihre individuellen Narben. Seien Sie bereit, über Ihre Gefühle über die Narben, die Kosten der Behandlung und darüber zu sprechen, was das Endergebnis der Behandlung sein soll. Ihr Arzt wird sich mit Ihnen über die Schwere und Lage der Narben sowie über die Art der verfügbaren Behandlungen beraten müssen.

Häufig angefragte Narbenbehandlungen umfassen Laser, Kollagen und Dermabrasion. Auch Hautoperationen und/oder Transplantationen sind Überlegungen, wenn die Narben tief sind. Keloide werden manchmal allein gelassen, wenn der Arzt glaubt, dass die Behandlung dazu führt, dass sich andere Keloide bilden.

In diesem Fall können Keloide manchmal durch den Einsatz von Steroid-Injektionen wirksam behoben werden.

Vitamine, Mineralien und andere akneeliminierende Nahrungsergänzungsmittel

Viele Ergänzungen existieren, die helfen, den Erfolg Ihrer Aknebehandlung zu beschleunigen. Es ist bekannt, dass die Einnahme bestimmter Vitamine, Mineralien oder anderer Arten von Nahrungsergänzungsmitteln zur Beseitigung von Hauterkrankungen beiträgt. Wir listen einige der effektivsten auf, die bei der Bekämpfung von Akne verwendet werden können.

Vitamine

- 50.000 IE wasserlösliches Vitamin A sollten kurz vor dem Essen eingenommen werden.

Nehmen Sie nicht mehr als diese Menge ein, bevor Sie die Zustimmung Ihres Arztes einholen, da zu viel Vitamin A giftig sein kann. Wenn Sie beginnen, unerwünschte Symptome mit dieser Dosis zu erleben, dann senken Sie sie auf 25.000 IE.

- 500-1000 mg Vitamin B5 oder Pantothensäure sollten täglich eingenommen werden.

- 25-150 mg Vitamin B6 sollten täglich eingenommen werden (Vitamin B6 sollte eines der Vitamine eines B-Komplex-Vitamins sein).

- 1000 mg Vitamin C gepuffert sollten dreimal täglich eingenommen werden.

- 400 IE Vitamin E sollten zweimal täglich eingenommen und vor den Mahlzeiten eingenommen werden.

Mineralien

- Eine Tablette Calcium Hydroxylapatit Complex sollte 3 mal täglich nach jeder Mahlzeit eingenommen werden.
- 200-500 Mikrogramm Chrom sollten täglich eingenommen werden.
- 25-60 mg Zinkgluconat sollten einmal täglich eingenommen werden. Überschreiten Sie niemals 100 mg, es sei denn, Ihr Arzt hat dies genehmigt. Zink ist bei weitem das wichtigste Mineral, um in Ihrer Suche nach Aknefreiheit zu nehmen, da es DHT reduziert, das männliche Geschlechtshormon, das Akne verursachen kann, wenn es eine übermäßige Menge von ihm im Körper gibt.

Sauerstoffelemente Plus

Oxygen Elements Plus ist ein Nährstoff, der bei richtiger Anwendung 10-20% mehr Sauerstoff in das Blut einbringt. Neben dem wertvollen Sauerstoff enthält dieses Produkt auch andere nützliche Mineralien und Nährstoffe.

Säure, Abfallprodukte und Krankheitserreger verbrauchen viel von dem Sauerstoff, den Sie erhalten. Die verbleibende Menge ist die Menge, die dein Körper für den Rest deiner Bedürfnisse verwenden sollte. Da Sie mehr Sauerstoff benötigen, als verfügbar ist, ist Oxygen Elements Plus ein großartiges Produkt, das Ihnen hilft, ihn zu erhalten. Ihre Haut braucht Sauerstoff, um sauber und bakterienfrei zu bleiben. Mehr Sauerstoff kann zu einer klaren, aknefreien Haut führen.

Weitere Sonderergänzungen

Es gibt sechs spezielle Nahrungsergänzungsmittel, zusätzlich zu Oxygen Elements Plus, die Akne beseitigen können, sowie Ihr Gesundheitsniveau und Ihre Immunität gegen Infektionen verbessern.

- Mineralische Elektrolyte
- Verdauungsenzyme
- Lecithin
- Chlorophyll
- Systemische Enzyme
- Leinsamenöl

Diese Ergänzungsmittel sollten gemäß

den Anweisungen auf den einzelnen
Etiketten verwendet werden.

Es ist wichtig, mit der Einnahme von
Nahrungsergänzungsmitteln aufzuhören,
die hier erwähnt werden (besonders
solche mit hohen Dosen), sobald Ihre
Akne unter Kontrolle ist.

Sobald sich die Dinge wieder
normalisiert haben, sollten Sie alle
Zusatzprogramme fortsetzen, die Sie
ursprünglich verwendet haben. Längere
Anwendung von hochdosierten
Nahrungsergänzungsmitteln kann
manchmal zu einem chemischen
Ungleichgewicht in Ihrem Körper führen
und Ihre Gesundheit beeinträchtigen.

Fazit

Um Akne konsequent zu kontrollieren und zu beseitigen, ist es notwendig, ein System zu entwickeln, das eine gute Ernährung beinhaltet, sowie einem Regime zu folgen, das Elemente zur Bekämpfung von Akne in Ihrem täglichen Leben beinhaltet.

Weichen Sie nicht von diesem System ab, bis Ihre Akne gut unter Kontrolle ist. Es braucht Zeit und Mühe, um Akne zu bekämpfen, aber wenn Sie den Strategien folgen, die in diesem Führer dargestellt werden, sind Sie gut auf Ihrem Weg zur dauerhaften Beseitigung der Akne aus Ihrem Leben.

Du verdienst es, dein Bestes zu geben. Durch die Erforschung Ihrer Möglichkeiten, die Beratung mit einem Hautpflegespezialisten und die Umsetzung

kleiner Veränderungen in Ihrer Ernährung
und Umgebung können Sie Akne ein für
alle Mal kontrollieren.

   Jetzt ja, ich wünsche dir das Beste für
deine Ergebnisse, und denk daran, alles ist
praktisch; Theorie ohne Handeln nützt dir
nichts. Es bringt alles, was man lernt, in das
wirkliche Leben.

   Eine große Umarmung, deine Freundin,
Jessy!